Fett verbrennen am Bauch

Fett weg am Bauch und endlich Gewicht loswerden

Fett verbrennen am Bauch

Abnehmen kann jeder

Ist dir deine Mitte zu rund? Möchtest du gerne den überschüssigen Bauchspeck verlieren? Bist du es leid wie ein Yo-Yo immer wieder mit dem Gewicht zu schwanken?

Wenn du bereit bist, das Bauchfett endgültig loszuwerden, dann ist dieses Buch genau richtig für dich.

Du wirst hier keine magischen Formeln finden, sondern direkte Tipps und Ratschläge, um ein für alle Mal deinen Bauch flach zu bekommen, und auch zu halten.

Tipps zur Ernährung, Verdauung, Bewegung, Stress Bewältigung und Motivation sind alle in diesen Kapiteln enthalten.

Inhalt

Einführung

Abnehmen kann jeder

Alle Jahre wieder machen viele von uns zum Jahreswechsel, oder auch zu Geburtstagen, neue Vorsätze. Und einen Vorsatz gibt es, der läuft allen anderen voran:

Abnehmen – vor allem am Bauch.

Bikini anziehen können ohne sich verstecken zu wollen. Im Sommer leichte Kleidung tragen, die nicht großen Zelten ähnelt. Wer kennt das nicht?

Diesen Vorsatz mit Erfolg zu feiern schaffen aber nur wenige, denn es gibt ein paar Fallen, in die man leicht geraten kann. Wenn man diese kennt, steht einem allerdings nichts im Wege.

Abnehmen kann tatsächlich jeder, und das langfristig ohne den sogenannten Jo-

Jo Effekt, damit man im nächsten Jahr nicht wieder von vorne anfangen muss.

Der Jo-Jo Effekt wird vor allem bei Crash Diäten beobachtet. Wer mit Crash Diäten abnimmt, muss also damit rechnen alles wieder zuzunehmen. Diese Diäten können zwar auf die Schnelle helfen, haben aber keine langanhaltenden Wirkungen. Das meiste das abgenommen wird, ist nicht das langjährig angefutterte Speckpolster, sondern Wasser dass der Körper speichert. Da kommen schnell ein paar Pfunde runter, und dann auch genauso schnell wieder drauf.

Um auf Dauer einen flachen Bauch zu haben, muss man Gesund abnehmen, ohne zu hungern. Das geht glücklicherweise auch ohne mühsames Kalorienzählen.

In den nächsten Seiten findest du alle Tipps und Tricks um gängige Fallen beim Abnehmen zu vermeiden, Kniffe um die Taille zu schmälern und natürlich auch dauerhaft klein zu halten.

Von Tipps zur Ernährung bis zu effektiven Sportübungen ist alles dabei. Alles was du jetzt noch brauchst, ist reine Willenskraft! Wer die hat, ist schon mal einen großen Schritt weiter.

Der Bauch ist leider ein super Fettspeicher. Kaum ein anderer Teil unseres Körpers kommt da mit. Der Bauch scheint als erstes zu wachsen und zu gedeihen. Mit diesem Ratgeber findest du heraus, wie du dem entgegenwirkst, den Bauch zurückbildest und ihn dann in Schach hältst.

Fragen wie „Wo kommt das Fett her?", „Wie werde ich das Fett wieder los?", „Welcher Sport hilft wirklich?" und „Was darf ich essen?" werden wir in diesem Buch ausgiebig beantworten.

Befolge diese einfachen Tipps und deinem flachen Bauch steht nichts mehr im Weg. Du musst nur mit vollem Einsatz dabei sein. Los geht's!

Wer will, der wird!

Willenskraft und Motivation

In diesem Kapitel wirst du Antworten zu den folgenden Fragen finden:

- Wozu brauche ich Willenskraft und Motivation?
- Wo finde ich die Motivation?
- Wie behalte ich die Motivation?

Etwas wirklich zu wollen ist der richtige Anfang. Ohne Willen, klappt gar nichts. Willenskraft darf man nicht unterschätzen. Nicht ohne Grund hat sich das Sprichwort, „Wo ein Wille ist, da ist auch ein Weg" in den täglichen Sprachgebrauch eingenistet.

Einen flachen Bauch zu wollen ist also schonmal der Start. Aber wie kommst du vom Wollen zum Endresultat? Wie kannst du deine Motivation aufrecht erhalten? Das wirst du in diesem Kapitel erfahren.

Fangen wir mal hiermit an. Zuerst beantworte dir selber ein paar Fragen:

Was willst du erreichen? Einen flachen Bauch.

Warum willst du einen flachen Bauch haben? Da gibt es viele verschiedene Antworten, doch meist kommt als erstes: weil es besser aussieht. Andere Antworten beinhalten z.B. bessere Fitness oder auch gesünder sein zu wollen.

Egal, warum du einen flachen Bauch möchtest, das Prinzip ist für jeden Grund gleich: du mußt das Endresultat wirklich wollen und willig sein zu arbeiten, um es nicht nur zu erreichen sondern auch zu erhalten.

Das heißt nicht, das es schwere Arbeit ist, das Bauchfett zu verbrennen, aber von ganz alleine klappt es nun doch nicht.

Um erfolgreich einen flachen Bauch zu bekommen, musst du dir dein Ziel immer vor Augen halten. Das funktioniert am besten mit visueller Unterstützung. Hast du vielleicht ein Foto von dir, indem du Aussiehst wie du es gerne wieder möchtest? Oder vielleicht doch eher eine Hose, die wegen des extra Bauchspecks nicht mehr zu geht?

Dann hänge das Foto an den Kühlschrank und die Hose Außen an deinen Kleiderschrank. Wichtig ist, es im Blickfeld zu haben, damit du den Fokus nicht verlierst.

Hast du kein Foto, weil du noch nie so einen flachen Bauch hattest wie du gerne hättest, macht das auch nichts. Du kannst dir trotzdem eine Motivation aufhängen: Schreibe einfach auf warum du es machst; was du erreichen willst. Dann kleb dir den Zettel an den Kühlschrank und es wird genauso gut funktionieren.

Jetzt hast Du die Motivation und den Willen. Wir sollten aber noch einen Blick darauf werfen, wieso es trotzdem oft schief geht?

Dies ist eine gute Frage und eine die leicht zu beantworten ist. Hohe Motivation treibt uns oft an, zu viel auf einmal erreichen zu wollen. Vor allem wer viel Fett am Bauch zu verbrennen hat steht am Anfang motiviert auf der Waage - und schon nach kurzer Zeit steht die Waage doch wieder in der Ecke, sammelt Staub und die Motivation hat sich verzogen. Wohin ist sie gegangen? Sie versteckt sich meist hinter dem riesigen Berg, der zwischen dir und deinem Ziel steht.

Meistens setzten wir uns natürlich große Ziele, dies ist an sich auch nicht verwerflich. Wir wollen schließlich zu unserer Traumfigur gelangen. Allerdings gilt, um die Motivation aufrecht zu erhalten, bitte realistische Zwischenziele in Angriff zu nehmen. Das können zum

Beispiel angepeilte Kilogrammmeilensteile sein, um den ultimativen Gewichtsverlust zu erreichen. Oder Du feierst das Erreichen jeder Zwischengröße bis zum Erreichen deiner Wunschkleidergröße. Es ist wichtig zu feiern, wenn man ein Zwischenziel erreicht hat! Belohne dich für deine Arbeit! Sei es mit einem kleinen Einkauf in der neuen Hosengröße, oder einem Kinobesuch: Belohnung motiviert!

Danach arbeitet es sich viel besser auf das nächste Zwischenziel hin. Wie sagt man so schön: Mühsam ernährt sich das Eichhörnchen. Jeder cm, jedes Kilo zählt. Und selbst in den Wochen, wo nichts kleiner oder leichter wird, Ziel vor Augen halten! Nicht aufgeben. Wer sich dran hält, der wird gewinnen!

Regelmäßiges Wiegen oder Messen gibt eine gute Indikation, wie weit du von deinem flachen Bauch entfernt bist. Jedoch Vorsicht – dies sollte nicht zu oft gemacht werden, als Faustregel gilt: für den Check von einem Zwischenziel reicht maximal zweimal in der Woche wiegen. Und wenn du dich wiegst, halte dich bitte immer an den gleichen Prozess:

Die gleiche Waage, zur gleichen Tageszeit, in der gleichen Kleidung.

Wenn du dies nicht tust, wirst du sehr verschiedene Messungen bekommen, die nicht akkurat sind. Körpergewicht kann innerhalb eines Tages um bis zu 3 Kilogramm schwanken, je nachdem wie deine Verdauung klappt, wie viel du trinkst, usw. Am besten suche dir feste Tage in der Woche aus, an denen du dich morgens direkt nach dem Aufstehen und dem ersten Toilettengang ohne Kleidung (oder in Unterwäsche) auf die Waage stellst.

So sieht man am besten den Erfolg und das motiviert umso mehr!

Sei dir dieser kleinen Erfolge bewusst und erinnere dich immer wieder an dieses super Gefühl, vor allem, wenn du vielleicht mal einen Rückschritt erleidest.

Wenn der Bauch flacher wird, folgt meistens eine bessere Gesundheit von alleine. Auch das motiviert und wird dich weiter anspornen. Motivation kann allerdings schnell schwinden, vor allem wenn der Spaß fehlt. Da könntest du jetzt natürlich fragen, wie Abnehmen Spaß machen kann. Ganz einfach: gestalte es spaßig!

Finde beispielsweise eine Aktivität, die dir Spaß macht. Es wird dir nämlich nicht helfen, dich zum Schwimmen zu zwingen, weil du mal gelesen hast, dass es eine gute Abnehmmethode ist, wenn du kein Schwimmen magst. Such dir also eine Sportart die dir gefällt. Triff dich auch mit Freunden und macht zusammen Sport. Lacht dabei, spornt euch gegenseitig an, und das Fett verbrennen am Bauch wird zur Spielerei.

Sich mit anderen zusammentun, seien es Freunde oder ein Sportverein hilft, weil man sich gegenseitig motiviert, sich aufeinander verläßt, und daher das innere Faultier schneller dazu überwindet nach der Arbeit doch noch in Bewegung zu kommen anstelle sich auf die Couch zu setzten.

Der Menschen als Gewohnheitstier braucht in der Regel im Durchschnitt 3 Wochen bis er sich an etwas neues gewöhnt. Die gute Nachricht: danach wird es einfacher. Das heißt: die neue Routine streng durchhalten und der Spaziergang nach dem Essen, die Radtour in der Mittagspause, das Schwimmen am Abend, das Volleyballtraining mit der Mannschaft, werden zur Gewohnheit und tragen zum allgemeinen Wohlfühlen bei.

Halte dich an diese Tipps und schon macht das Bauchabspecken sogar Spaß, die Motivation bleibt, und es klappt sicher, und langfristig anhaltend.

Wie die Fettverbrennung am Bauch funktioniert

Fettansammlungen am Bauch, und wie du dem vorbeugst und es rückgängig machst

Hier wirst du herausfinden:

- wie das lästige Fett sich überhaupt erst einmal ansammelt
- wie du diesem vorbeugen kannst
- wie du dieses rückgängig machen kannst

Fett hat jeder Mensch. Eine gewisse Masse an Fett brauchen wir auch, denn das Fett hat natürlich seine Nützlichkeit.

Körperfett wird in verschiedenen Regionen vom Körper gelagert und unterschiedlich eingesetzt. Zum Beispiel wirkt das Fettpolster in den Fersen als Stoßdämpfer wenn wir gehen oder laufen. Auch als Isolierung gegen Kälte haben wir ein Fettpolster.

Zum anderen, benutzt unser Körper das Fett als Bausteine für das Gehirn, die Immunabwehr und sogar Signal- und Botenstoffe werden aus dem Fett gewonnen.

Überschüssiges Fett ist das was sich gerne in der Bauchregion absetzt und auf die nächste Hungersnot wartet um dann unseren Körper durchzufüttern.

Wie funktioniert das?

Wenn wir essen, sorgt der Stoffwechsel dafür, dass alles so umgewandelt wird, wie wir es brauchen um gesund zu funktionieren. Kohlenhydrate werden genutzt um den Blutzuckerspiegel zu halten, Proteine (Eiweiß) werden zu Aminosäuren. All dies ist lebensnotwendig.

Eine ausgeglichene Ernährung, die alles beinhaltet ist also wichtig und gesünder als eine Lebensmittelgruppe von der Nahrung auszuschließen.

Das überschüssige Fett wird erst dann deponiert, wenn wir zu viel Nahrung aufnehmen und der Körper schon das, was er braucht davon benutzt hat. Daraus wird dann der umgangssprachliche Rettungsring, der uns in der Mitte ausdehnt und nicht gerade begehrenswert ist.

Das meiste von diesem Überschuss wird also am Bauch und den Hüften gelagert, und das wollen wir jetzt loswerden. Aber wie?

Die Erfolgsformel lautet: Um Fett abzubauen, müssen wir mehr Energie verbrauchen, als wir zu uns nehmen. Dann greift der Körper auf die Depotfette zurück und wir bauen das Fett wieder ab; der Bauch schrumpft und wir kommen unserem Ziel eines flachen Bauches näher.

Achte aber darauf, dass der Körper alle Nahrungsgruppen braucht, und wir ohne vollständiger Nahrungszufuhr bald Mangelerscheinungen bekommen können.

Ernähre dich also ausgewogen und genieße das Essen lieber richtig, statt es einfach nebenbei rein zu spachteln. Im nächsten Kapitel erfährst du, wie du mit Genuss und ohne lästiges Kalorienzählen zu einem flachen Bauch gelangst.

Flacher Bauch ohne Kalorienzählen

Tipps zur ausgewogenen Ernährung

In diesem Kapitel wirst du erfahren:

- wie eine ausgewogene Ernährung aussieht

- warum du dir nichts verbieten solltest

- wie kleine Tipps für große Auswirkung haben

Eine ausgewogene Ernährung ist wichtig, um gesund zu bleiben. Sie ist auch wichtig und notwendig, um schlank zu sein. Wer sein Bauchfett verlieren möchte, und es nicht wiederfinden will, der muss wissen, wie man sich ausgewogen ernährt.

Fast jeder, der seinem Bauchspeck den Kampf angesagt hat, hat es schon mehrfach versucht. Jedes Mal mit mehr oder weniger erfolgreichen Ergebnissen. Und bevor man sich richtig drüber freuen konnte, war er wieder da, der dicke Bauch.

Wie schaffst du es also deinen Bauch wieder schlank zu kriegen, ohne lästiges Kalorienzählen, oder strenges Auslassen von bestimmten Lebensmitteln?

Fangen wir mal beim Auslassen an:

Wenn du etwas auslässt, passiert oft genau das, was wir vermeiden möchten: Heißhunger auf das Verbotene. Vielen von uns geht es da ähnlich: wir verbieten uns die Kekse, und woran denken wir den ganzen Tag über? An Kekse!

- Deshalb: Kekse, oder andere süße Dinge dürfen auch mal gegessen werden, allerdings im Rahmen der gesunden Ernährung. Bei der Auswahl der Süßigkeiten kann man auch auf einiges achten:

Dunkle Schokolade anstelle von Milchschokolade. Ein Stück davon kann man länger im Mund zergehend genießen, als Milch- oder weiße Schokolade.

- Auch Tockenobst kann helfen. Eine kleine Handvoll Rosinen können schon das Verlangen bedienen.

Was aber genau gehört denn zu einer ausgewogenen Ernährung?

Natürlich gesunde Zutaten. Das heißt Vollwertkost anstelle Fertigkost, frisches Obst und Gemüse, fettarmes Fleisch anstatt fettiger Wurst. Gesunde Fette, wie z.B. in Rapsöl oder Avocado, dürfen auch gerne bleiben, denn, wie wir bereits wissen, ganz ohne Fett ist auch nicht gesund. Zudem sind einige Vitamine (A, D, E und K) fettlöslich, d.h. ohne Fett könnte unser Körper diese gar nicht verwenden!

Beim Einkaufen solltest Du gut aufpassen und die Etiketten lesen – denn viele ,low fat' Produkte haben versteckte Zucker und andere (unnatürliche) Zutaten, um Geschmack zu generieren. Dann lieber Vollfettstufe kaufen und Portionsgrößen beachten.

Wie setzt sich eine gute Ernährung zusammen?

Wir kennen alle noch die Pyramide, die uns sagt wovon wir viel essen dürfen, und wovon wir doch lieber öfter die Finger lassen. Aber was heißt das genau? So in etwa müssen unsere Teller für eine ausgewogene Ernährung aussehen:

- 50% füllst du mit Obst und Gemüse, wobei Gemüse doch bitte das Obst 2:1 überragt, denn Obst kommt von Haus aus mit einem höheren Zuckergehalt daher.
- 25% werden mit Getreideprodukten gefüllt: Nudeln,

Reis, Brot usw. Diese sollten in Maßen gegessen werden, und vor allem als Vollkornprodukt – also weißes Mehl und weißen Reis nach Möglichkeit vermeiden.

- 25% mit Eiweiß füllen. Das können tierische Fleischprodukte wie Pute, Huhn oder Fisch sein, oder auch pflanzliche Produkte wie Tofu, Hülsenfrüchte, Nüsse, und Samen. Auch einige Milchprodukte beinhalten viel Eiweiß und sind von Haus aus fettarm, wie z.B. Hüttenkäse.

Fette und Öle nur sparsam verwenden und auf Qualität achten wie z.B. ein gutes, kalt gepresstes Rapsöl zum Braten.

Süßigkeiten und auch Alkohol sollten nur in Maßen und auch eher selten verzehrt werden.

Bei einer gesunden Ernährung spielt natürlich auch die Portionsgröße eine wichtige Rolle. Hierzu kann man sich folgende Faustregel merken: Wenn es auf die Handfläche passt ist es eine Portion. Das gilt für eine Scheibe Brot genau wie ein Stück Obst oder auch das Glas Milch. Für eine Portion (gekochte) Nudeln, Reis oder ähnliches stelle dir deine Hände als Schüssel vor.

Eine ausgewogene Ernährung beinhaltet regelmäßiges essen. Drei ausgewogene Mahlzeiten am Tag und gesunde Snacks - eine Handvoll Nüsse, ein Stück Obst, rohes Gemüse (z.B. Karotten, Kohlrabi, Paprika) - für den kleinen Appetit zwischendurch sind hier die beste Wahl..-

Trinken nicht vergessen!

Und damit ist natürlich der Gänsewein gemeint. Wasser ist wichtig zur Hydration und zum allgemeinen Wohlfühlen. Wer kein Wasser mag, kann auch Geschmack zufügen: ein kleiner Spritzer frischer Zitronen- oder Orangensaft im Wasser ist lecker und liefert gleichzeitig noch Vitamin C! Du kannst gerne experimentieren, z.B. Salatgurke oder Minze sind auch sehr schmackhaft und die Minze hilft sogar der Verdauung.

Verdauungsbeschleunigung durch Bewegung

Gezielte Übungen für die Bauchregion

In diesem Kapitel wirst du erfahren:

- Warum gute Verdauung hilft, den Bauchumfang zu reduzieren

- Welcher Sport dem Bauchfett am besten an den Kragen geht

- Welche gezielten Übungen dir helfen

Gute Verdauung hilft einem guten Stoffwechsel. Wenn die Verdauung nicht so richtig funktioniert, dann kann es dazu führen, dass du dich schlapp fühlst und es zu Blähungen, Völlegefühl oder sogar Verstopfung kommt. Um der Verdauung zu helfen, kannst du ein paar schnelle Tipps befolgen, die sofort helfen können:

- Gut kauen: Verdauung fängt schon beim Essen an. Also gilt, ausreichend Zeit lassen beim Kauen. Gut gekautes Essen macht die Verdauung im Magen leichter, und regt sogar die Speichelproduktion an, was auch mithilft deine Zähne zu schützen.

- Wenn du Rohkost, beispielsweise Salat, essen möchtest, tue dies vor deiner warmen Mahlzeit. Rohkost ist nämlich leicht bekömmlich, und kann schneller abgeführt werden, wenn das schwerere Essen nicht im Weg liegt! Deshalb, solltest du auch die Salatbeilage lieber zuerst essen und Obst als Nachtisch nicht direkt nach der warmen Mahlzeit zu dir nehmen.

- Pfefferminze: Wenn du dich nach dem Essen aufgebläht fühlst, dann kann dir Minze helfen. Die Öle in der Minze regen den Magen an und beschleunigen den

Verdauungsvorgang. Trinke also gerne nach dem Essen einen Pfefferminztee; am besten dafür frische Pfefferminzblätter mit heißem Wasser übergießen und diesen Tee möglichst ungesüßtßt trinken.

- Spazieren gehen: leichte Bewegung direkt nach dem Essen regt auch den Magen an, und kann helfen die Verdauung zu beschleunigen. Dieser Spaziergang sollte moderat sein, denn starke sportliche Beanspruchung direkt nach einer großen Mahlzeit kann zu Übelkeit führen.

Am besten ist es natürlich, der Verdauung auf Dauer zu helfen. Denn wenn Verdauung gut funktioniert, ist auch der Stoffwechsel gut, und das beinhaltet die Fettverwertung und – Verbrennung am Bauch.

Eine dauerhaft gut funktionierende Verdauung kannst du nur durch gesunde Ernährung und angemessener körperlicher Betätigung erhalten. Über die ausgewogene Ernährung haben wir im vorherigen Kapitel gesprochen. Im Folgenden stellen wir die wichtigsten Aspekte für die notwendige körperliche Betätigung vor. Was hilft bei der Bauchfettverbrennung wirklich, und welche Übungen kannst du einfach und sogar kostengünstig ausführen?

Ausdauersport ist eine der besten Bauchfettverbrennungs-Aktivitäten. Es gibt viele Ausdauersportarten und es ist ratsam dir eine auszusuchen, die dir Spaß machen wird, denn es gibt nichts schlimmeres, als sich zum Sport zu quälen.

Hier eine kleine Auswahl:

Joggen: Selbst wenn du noch nie schneller gelaufen bist als bei einem gemütlichen

Sonntagsspaziergang, kannst du mit dem Joggen anfangen. Brauchen wirst du lediglich ein gutes Paar Laufschuhe. Für Anfänger empfiehlt es sich, einem Plan zu folgen, damit man sich am Anfang nicht übernimmt und eventuell schnell wieder aufgibt. Joggen ist eine einfache Sportart, die Spaß macht, wenn man es langsam angeht und die Leistung aufbaut.

Dazu empfiehlt es sich am Anfang für nicht mehr als 30 Minuten loszulegen, und dabei Joggen und Gehen abzuwechseln: Gehe 5 Minuten straff voran, dann fange mit 30 Sekunden joggen an. Dann gehe wieder 60 Sekunden. 30 Sekunden Joggen, 60 Sekunden Gehen. Mache dies im Wechselrhytmus für 20 Minuten, dann geh nochmal 5 Minuten.

Diesen Rhythmus kannst du mit jeder Trainingseinheit erhöhen, d.h. die Zeit des Joggens wird länger, die Zeit des Gehens mit den Tagen kürzer.

Auf dieses Prinzip baut sich auch das Weltweit berühmte C25K Programm auf. Couch 2 5 Kilometer – von der Couch zum 5 Kilometerlauf. Es gibt dieses Programm als App von vielen Betreibern, die meisten davon kostenlos. Einfach mal im App Store suchen.

Selbst Marathonläufer halten sich an das gleiche Prinzip. Läufe werden varriert, von der Länge sowohl auch vom Tempo.

Und das Beste am Laufen: Die Coremuskulatur wird benutzt um den Körper aufrecht zu halten und dadurch gleich mittrainiert. Da läuft man sich den Bauch tatsächlich ab!

Natürlich am Ende des Joggens, wie bei jeder Sportart, nicht vergessen langsam abzukühlen und die Muskeln zu dehnen. Dies macht die Muskeln lockerer und beweglicher.

- Schwimmen: Wer gerne schwimmen geht, kann auch dort Ausdauer trainieren. Dabei gilt dann natürlich, für 30 – 45 Minuten Bahnen ziehen und keine Pausen machen. Das trainiert gleich alle Muskelgruppen und hilft somit auch einem schlanken Bauch. Vor allem ist es ein Sport der die Gelenke nicht schwer belastet.

Kleiner Tipp: Nach dem Schwimmen gut aufwärmen. Jeder fühlt nach einem guten Plantschen den Hunger – der ist allerdings nicht unbedingt auf riesigen Kalorienverbrauch zurückzuführen, sondern darauf das der Körper sich auskühlt und dem Hirn schnell sagt, das wir Wärme brauchen. Das wird durch Hungergefühle übermittelt. Also, schön warm duschen und warm anziehen, und den Hunger mit einem kleinen nährwertigem Snack entgegenkommen.

- Fahrradfahren. Fast jeder hat ein Fahrrad zu Hause. Da kann man doch vor allem bei gutem Wetter das Auto mal stehen lassen und mit dem Fahrrad zur Arbeit fahren. Am Wochenende können dann längere Touren unternommen werden. Wer viel Fahrrad fährt wird merken, dass nicht nur der Bauch und die Taille schrumpfen, sondern das gleichzeitig auch die Beine gestärkt werden. Je mehr Musklen beansprucht werden, desto höher ist natürlich auch der Fettverbrauch.

Vom Ausdauersport mal abgesehen, gibt es auch noch andere Aktivitäten, die du machen kannst, um deinen Bauch zu trainieren. Eine der einfachsten ist das Baucheinziehen. Ja genau, so einfach ist es. Das kannst du im Büro, zu Hause, beim Autofahren, selbst in der Bahn oder beim Meeting machen! Es ist ganz einfach:

- Gerade und entspannt hinsetzen und dann den Bauch einziehen: stell dir vor das dein Bauchnabel die Wirbelsäule anfassen will. Wenn du den Bauch eingezogen hast, für 3 Atemzüge halten, entspannen, und dann von Vorne anfangen. Mach dies so oft wie du magst, am besten jeweils 10 Wiederholungen, mehrmals am Tag, wann auch immer du gerade daran denkst.

Zu Hause kannst du dann auch noch die Unterarmstütze machen. Diese ist zu Anfang nicht einfach zu halten, aber es wird mit der Zeit leichter, und dann kannst du sie auch verlängern um das Resultat zu verbessern.

So funktioniert sie:

- Genau wie bei einer Liegestütze auf dem Boden positionieren: Füße zusammen, mit den Zehen abstützen. Beine-Po-Rücken-Hals gerade wie ein Brett halten. Nur anstelle von deinen Händen, hälst du diese Position auf deinen Unterarmen gestützt.

  Beim ersten Mal, versuche diese Position für 20 Sekunden zu halten. Mach dies 6 Tage die Woche, und verlängere alle 3 Tage um 10 Sekunden bis du bei 3 Minuten angekommen bist.

Variation: Seitstütz:

- Bei dieser Variation liegst du zunächst auf deiner linken Seite. Du stützt dich auf deinem linken Unterarm ab, und hebst dein Becken vom Boden hoch. Dabei balancierst du auch auf der linken äußeren Fußleiste. Der Körper wird wieder Steif wie ein Brett gehalten und bildet eine gerade Linie von Kopf bis Verse. Der rechte Arm wird gerade nach oben gestreckt (oder kann auch auf dem Körper aufliegen, wenn es einfacher ist)

Halte diese Position für 15 Sekunden. Mach eine kurze Pause und wiederhole dies auf der anderen Seite. Auch hier kannst du mit der Zeit immer ein bisschen länger in der Halteposition bleiben.

Diese Stützen trainieren den Muskelgürtel rund um den Bauch, und nutzen das eigene Körpergewicht zur

Stärkung und fördern somit die Bauchfettverbrennung sogar.

- Krafttraining: Gewichte heben, die Muskeln stark beanspruchen: das hilft und ist auch zu Hause machbar.

Wie denn? Ich hab doch gar keine Hanteln!

Aha? Doch! Geh schnell in die Küche und hol dir 2 Dosen Tomaten. Und zack sind da zwei Hanteln mit jeweils knapp 500g pro Hand! Hört sich nicht schwer an? Dann versuch mal diese Übungen, und du wirst sehen, dass sogar eine Dose zum Sportgerät werden kann:

- Stehende Twists: Stehe mit den Beinen Hüftweit auseinander, Beine leicht gebeugt. Halte die Hanteln (oder Dosen!) und strecke deine Arme gerade aus vor dich, auf Schulterhöhe. Halte sie in dieser Position, spanne deine gesamte Bauchmuskulatur an, und drehe nun nur deinen Oberkörper so weit wie möglich nach rechts, dann nach links und so weiter, immer im Wechsel. Fange an mit 10 Rotationen. Du kannst es je nach Stärke zuerst ganz ohne Gewichte machen, oder sogar Gewichte erhöhen.

- Russian Twists: Diese fühlen sich am Anfang recht unstabil an, sind aber viel effektiver als die altbekannten Crunches oder Situps, um das Bauchfett zu verlieren und flacher auszusehen. Für die Russian Twists, setz dich auf den Boden (es empfiehlt sich eine Yogamatte zu nutzen) und lehne dich auf deinem Gesäß zurück. Hebe deine Beine gewinkelt an, und kreuze diese an den Knöcheln übereinander. Nur dein Gesäß soll den Boden noch berühren, dein Körper sollte wie eine Waage auf beiden Seiten erhoben sein. Wichtig: Kein Holkreuz machen. Diese Position sollte von der Bauchmuskulatur gehalten werden, nicht von der Wirbelsäule. Wenn du es am Anfang nicht schaffst, lieber die Twists mit den Fersen gerade den Boden berührend machen.

Wenn du die Balance hast, die gesamte Bauchmuskulatur immer angespannt lassen, um diese Balance beizubehalten. Dann – immer angespannt – die Arme von einer Seite zur anderen drehen, mit den Händen (oder Gewichten) knapp den Boden auf der Seite berühren, und dann auf die andere Seite wechseln. Mach diese Übung zu Anfang für 30 Sekunden. Mach 60 Sekunden Pause und wiederhole sie insgesamt 3 Mal.

Dabei stets auf Haltung achten, und lieber das Gewicht verringern als in ein Hohlkreuz zu fallen.

Diese Übungen zusammen bilden eine gute Mischung aus Ausdauer- und Krafttraining und werden helfen, die Verdauung anzuregen, die Bauchfettverbrennung zu verbessern und somit schneller zu einem flachen Bauch führen.

Der Stressfaktor

Warum auch Ruhe zu einem flachen Bauch gehört

In diesem Kapitel findest du heraus:

- Warum Stress zum Bauchumfang beiträgt

- Wie du Stress bewältigen kannst

Stress haben wir alle. Sei es auf der Arbeit oder zu hause. Stress zeigt sich in vielen Formen, von Abgabefristen bis zum überfüllten Terminkalender, oder auch ganz einfach der tägliche Familienablauf mit allem was dazu gehört.

Wir fühlen uns wie im Hamsterrad, immer in Bewegung, aber wir kommen nicht weiter.

Man kommt nicht wirklich zur Ruhe und schon fängt es an mit den Abkürzungen, damit wir den Kopf über Wasser halten: fast food, zu wenig schlafen, Zucker - um wach zu bleiben und Energie zu finden.

Und unser Körper hilft uns da auch nicht weiter, denn wenn wir uns gestresst fühlen, produziert er das Hormon Cortisol. Cortisol ist ein Hormon, das uns bei der sogenannten Kampf-oder-Flucht Reaktion helfen soll.

Wenn wir Stress oder auch Angst empfinden bildet unser Körper Cortisol, welches helfen soll schnell extra Energie für die Flucht zu schaffen. Das funktioniert durch Steigerung des Blutzuckergehaltes.

Dieser Überschuss vom Blutzucker wird, wie auch anderer überschüssige Zucker, vom Körper als Fett gespeichert.

All das ist natürlich kontraproduktiv für einen flachen Bauch. Deshalb ist es wichtig, Stress – wenn schon nicht zu vermeiden – wenigstens zu verringern.

Aber wie kann man Stress verringern? Hier ein paar Tipps, wovon du einige überall anwenden kannst, sogar in der Bahn, im Auto, im Büro oder natürlich zu Hause:

- Einfache Bauchatmung und Meditation.

  Wenn du dich gestresst fühlst, denke an ein immaginäres STOP-Zeichen. Stell dich ruhig und gerade hin, mit entspannten Schultern. Im Büro geht es auch sitzend: setze dich in eine aufrechte aber angenehme Position damit deine Atemwege frei sind, auch wieder mit entspannten Schultern. Bitte nicht die Beine kreuzen. Wenn es geht, stell dein Telefon ab, Musik aus (oder wechsle zu sehr ruhiger, leiser Musik) und dimme das Licht.

Schliesse deine Augen und atme tief durch deine Nase ein, während du langsam bis 3 zählst. Lass diesen Atem tief in deine Lungen, spüre wie sich dein Brustkorb und dein Bauch anhebt.

Den Atem 2 Sekunden halten, dann langsam durch den Mund ausatmen während du bis 5 zählst. Dabei kannst du deine Bauchmuskeln einziehen. Stell dir vor, dass du deinen Bauchnabel zur Wirbelsäule ziehst.

Mit jedem Einatmen stell dir vor, dass du gesunden Sauerstoff einziehst der deinem Körper wohltut. Mit jedem Ausatmen stell dir vor, wie deine Ängste oder Stressfaktoren mit dem Atem deinen Körper verlassen.

Wiederhole es 5-10 mal, und du wirst dich schon sichtlich ruhiger fühlen. Das kannst du beliebig oft wiederholen. Am besten, schon bei ersten Anzeichen von Stress, oder auch zwischendurch, um dem Stress vorzubeugen und gar nicht erst aufkommen zu lassen.

- Prioritäten setzen.

Wenn du viel auf dem Plan hast, kann es schnell zum Stress führen. Auf der Arbeit genauso wie zu Hause. Es wird unübersichtlich und der Fokus verschwindet.

Wenn dir alles überwältigend vorkommt, nimm dir einen Stift und ein Blatt Papier und mach eine Liste mit allem was du noch erledigen musst. Streiche jeden erfolgreich bearbeiteten Punkt, um den Fortschritt für dich sichtbar zu machen. Am Ende des Tages hast du eine Liste von Dingen die du erfolgreich absolviert hast.

- Schlaf.

Fakt ist, wer genug Schlaf bekommt, ist weniger gestresst. Dazu ist nicht nur die Quantität sondern die Qualität ausschlaggebend.

Wenn du nicht gut einschlafen kannst weil in deinem Kopf noch Tausende von Gedanken schwirren, versuche durch Meditation und bewusstem Atmen zur Ruhe zu kommen.

Hier empfiehlt sich eine weitere Atemübung, die als 7-11 bezeichnet wird:

Bei dieser Übung atmest du für 7 Takte ein, und 11 aus. Bitte diese Übung nur zu Hause, oder im Bett ausführen, nicht beim Autofahren oder anderem Maschinenbetrieb. Denn diese Übung kann einschläfernd wirken, was ja hier auch der Sinn sein soll vor dem Schlafen am Abend.

Nicht jeder kann auf Anhieb 7 Takte ein- und 11 ausatmen. Fang einfach mit 3 ein, 7 aus an und baue darauf auf. Bitte sprich vor der Ausübung zuerst mit deinem Arzt, wenn du an Asthma oder anderen Atemerkrankungen leidest.

Andere Faktoren für einen erholsamen Schlaf sind komplette Dunkelheit und Stille. Stell also den Fernseher ab, das Handy aus, lies ein paar Seiten (dies kann auch entspannen und vom Alltagsstress ablenken) und dann mach das Licht aus. Ruhiges Atmen wird dich dann in den Schlaf begleiten.

Schlusswort

Im Fettverbrennen am Bauch ist tatsächlich zu schaffen!. Um erfolgreich zu sein braucht man keine Magie, sondern Willenskraft, eine gesunde und ausgewogene Ernährung, Bewegung und ein wenig Ruhe im Leben.

Wenn du dieses Rezept für einen flachen Bauch so befolgst, und das Ganze nicht als Diät, sondern Lebensart ansiehst, dann wird der flache Bauch auch auf Dauer bleiben.

Du schaffst das!

Impressum

Text: Copyright © 2018 by ALI KALAI TLEMCANI

Impressum:

ALI KALAI TLEMCANI

1 Complexe El hassani Immeuble Amal 2

90000 TANGIER

Marokko

Cover-Foto: © Daniel_Dash/

Wichtiger Hinweis:

Die in diesem Buch enthaltenen Informationen dienen ausschließlich informativen Zwecken und dürfen unter keinen Umständen als Ersatz für eine professionelle Beratung oder Behandlung durch ausgebildete und anerkannte Ärzte angesehen werden. Diese beinhalten keinerlei Empfehlungen bezüglich bestimmter Diagnose- oder Therapieverfahren. Die Inhalte dürfen niemals als eine Aufforderung zur Selbstbehandlung oder als Grundlage für Selbstdiagnosen und -medikation verstanden werden. Die

Informationen spiegeln lediglich die Meinung des Autors wieder. Der Autor übernimmt für die Art oder Richtigkeit der Inhalte keine Garantie, weder ausdrücklich noch impliziert.

Sollten Inhalte des Buches gegen geltendes Recht verstoßen, dann bittet der Autor um umgehende Benachrichtigung. Die betreffenden Inhalte werden dann umgehend entfernt oder geändert.

Haftung für Links

Das Buch enthält Links zu externen Webseiten Dritter, auf deren Inhalte wir keinen Einfluss haben. Deshalb können wir für diese fremden Inhalte keine Gewähr übernehmen. Für die Inhalte der verlinkten Seiten ist stets der jeweilige Anbieter oder Betreiber der Seiten verantwortlich. Die verlinkten Seiten wurden zum Zeitpunkt der Verlinkung auf mögliche Rechtsverstöße überprüft. Rechtswidrige Inhalte waren zum Zeitpunkt der Verlinkung nicht erkennbar. Eine permanente inhaltliche Kontrolle der verlinkten Seiten ist jedoch ohne konkrete Anhaltspunkte einer Rechtsverletzung nicht zumutbar. Bei Bekanntwerden von Rechtsverletzungen werden wir derartige Links umgehend entfernen.